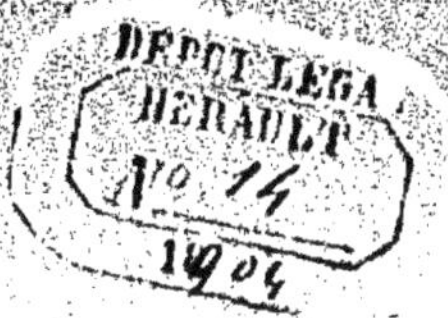

CONTRIBUTION A L'ÉTUDE

DE LA

POLYNÉVRITE ALCOOLIQUE

DIAGNOSTIC — PSYCHOSE POLYNÉVRITIQUE

PAR

F. PASCAL
DOCTEUR EN MÉDECINE

MONTPELLIER
IMPRIMERIE G. FIRMIN, MONTANE ET SICARDI
Rue Ferdinand-Fabre et quai du Verdanson

1904

CONTRIBUTION A L'ÉTUDE

DE LA

POLYNÉVRITE ALCOOLIQUE

DIAGNOSTIC — PSYCHOSE POLYNÉVRITIQUE

PAR

F. PASCAL

DOCTEUR EN MÉDECINE

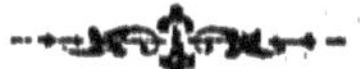

MONTPELLIER

IMPRIMERIE G. FIRMIN, MONTANE ET SICARDI

Rue Ferdinand-Fabre et quai du Verdanson

1904

A MA FAMILLE

A MES MAITRES

A MES AMIS

J'offre l'expression d'une affection sans bornes, d'une reconnaissance respectueuse, de sentiments inaltérables.

F. PASCAL.

INTRODUCTION

Notre thèse inaugurale a, comme point de départ, un cas clinique observé pendant une durée suffisante pour que l'intérêt en soit accru et mérite d'être exposé.

En effet, entré à l'Hôpital général à la fin de 1901, le malade dont nous allons nous occuper est aussitôt minutieusement étudié ; le professeur agrégé Vires le prend comme sujet de leçons cliniques faites en novembre 1901. Au mois de janvier 1904, nous retrouvons ce malade dans le même service de l'Hôpital général, où l'on a pu suivre l'évolution fort instructive du syndrome qu'il présente.

C'est d'un cas de polynévrite alcoolique qu'il s'agit. Ce cas résumant toutes les modalités symptomatiques du syndrome anatomo-clinique mis en cause, le diagnostic ne s'est pas imposé a[illegible]ier abord. Plusieurs hypothèses se présentaient. [illegible]s examiner toutes successivement pour n'en r[illegible]ement qu'une seule.

Il ne nous a [illegible] paru opportun de présenter une revue générale synthétique des polynévrites en général : ce travail a été fait et bien fait (1). Mais dans cet immense chapitre des polynévrites, un point ou même deux nous semblent particulièrement intéressants : l'évo-

---

(1) V. Thèses de Nancy, 1901.—Thèse de Perrin.

lution du syndrome, les manifestations psychiques, plus particulièrement les phénomènes amnésiques.

Nous voudrions, en d'autres termes :

1° Rapporter une observation ;

2° En discuter le diagnostic,

3° De la polynévrite alcoolique, dès lors seule en cause, montrer un type évolutif en refaisant brièvement l'histoire du malade.

4° Et pour finir, émettre, comme fruit de nos lectures spéciales, quelques considérations sur les troubles psychiques de la polynévrite alcoolique (psychose polynévritique de Korsakof). (1).

---

(1) Korsakof, 1887, ouvrage en russe ; 1889, (*Revue de philosophie*, voir à la table des matières : Korsakof.)

CONTRIBUTION A L'ÉTUDE

DE LA

POLYNÉVRITE ALCOOLIQUE

DIAGNOSTIC -- PSYCHOSE POLYNÉVRITIQUE

CHAPITRE PREMIER

OBSERVATION

Joseph L..., âgé de 42 ans, garçon de café, né à Narbonne (Aude), occupe le n° 42 de la salle Jules Latreille, Hôpital Général (Service de M. Vires).

Antécédents héréditaires. — Père mort à 38 ans d'une fluxion de poitrine. Mère vit encore, et est âgée de 74 ans ; elle a eu une variole et une fluxion de poitrine. (Le frère du malade, plus jeune que lui, alcoolique, est mort tuberculeux cachectique).

Antécédents personnels. — Rougeole dans l'enfance. Aucune autre maladie.

Pas de syphilis.

Jusqu'à l'âge de 25 ans, où il s'est marié, notre malade voyageait beaucoup (Algérie, Toulon, Nice).

De son mariage sont nés six enfants :

1° L'accouchement du premier enfant s'accompagna

d'accès éclamptiques : il naquit à terme et mourut deux mois après [consécutivement à un traumatisme obstétrical (?)].

2° Le second, prématuré de sept mois, vécut à peine douze heures.

3° Il en fut de même en tous points du troisième.

4° Le quatrième est une fillette qui a maintenant 12 ans. C'est une enfant bien portante, assez intelligente malgré son facies adénoïdien ; elle est nerveuse, irritable, un peu sourde ; elle ronfle et parle quelquefois la nuit.

5° Le cinquième, tout aussi bien portant, est un garçon, très sujet aux saignements de nez.

6° Le sixième, encore un garçon, très chétif, présente avec de la gastro-entérite constante, ses jambes grêles, sa grosse tête, des signes indéniables de rachitisme.

Notre malade est un alcoolique avéré ; il a commencé à boire à l'âge de 13 ans. Etant garçon de café, il prenait jusqu'à 30 apéritifs par jour, surtout de l'absinthe et du bitter ; il buvait, en outre, du rhum et de la fine champagne sans cependant jamais s'enivrer. De plus, c'était un grand fumeur.

En 1890, son caractère batailleur et agressif valut à notre homme un coup de revolver dont la balle resta logée dans la cuisse gauche ; à cette époque, il se découvrit une grosseur, comparable à une noisette, qui occupait le creux sus-claviculaire droit.

En 1893, il lui vint des durillons sous les pieds ; en même temps apparurent des troubles de la marche, accompagnés de douleurs dans les jambes. Il marchait tout de travers et se plaignait constamment des pieds et des jambes, nous dit sa femme, dont nous tenons tous ces renseignements sur le passé de Joseph L... Cette même année — en 1893 — il se fait sur le bras droit une éruption étendue dans le sens de la longueur du membre, formée de petites vésicules remplies d'un liquide clair. Elle cause au malade des douleurs atroces. Une éruption, identique d'aspect, apparaît à la jambe droite, tout aussi douloureuse, si bien que, de quelque temps, la marche fut de ce fait impossible.

Dès cette époque, L... perd l'appétit ; il se soutient, dit-il, en buvant ; il vomit quelquefois le matin.

L'année suivante — 1891 — survient une attaque épileptiforme : le malade tombe sur le sol, en proie à des convulsions. Relevé presque aussitôt par sa femme, il reste, sans s'agiter ni essayer de fuir, la figure grimaçante, les traits tirés, déviés, les doigts contractés. Il essaie vainement de parler et de crier. Les symptômes convulsifs sont bilatéraux, durent huit jours, et cessent par une amélioration progressive. Les mouvements réapparaissent successivement dans les mains, les bras, les jambes, les cuisses ; mais la langue reste prise, et c'est seulement plusieurs mois après l'accident que le malade arrive à émettre des sons d'une façon claire et précise.

La femme croit alors à une guérison complète : sans doute. L... est toujours colère, emporté, difficile, mais sa mémoire redevient bonne ; il n'oublie plus les faits récents et se rappelle bien les faits anciens. Cependant il se plaint toujours de douleurs dans les membres inférieurs et les troubles de la marche sont très marqués. La pointe du pied ne quitte pas le sol ; les genoux s'élèvent verticalement et haut, mais le pied n'abandonne pas complètement le sol ; il râcle constamment, et quand il retombe fait un double bruit, celui de la pointe et celui du talon ; c'est bien le steppage de Charcot.

Aux mains se voient des troubles moteurs et des troubles trophiques ; elles sont devenues enflées et violettes, se montrent tremblantes et inhabiles, mais ne sont le siège d'aucune douleur bien sensible.

Pendant tout ce temps persistent des troubles gastriques.

Nous allons ainsi de 1894 à 1900 sans grand fait saillant.

La marche devient de plus en plus difficile; les douleurs aux membres inférieurs s'accompagnent maintenant d'enflure.

Le caractère est toujours violent.

En août 1900, survient une attaque avec délire, violences, hallucinations; on craint que le malade ne devienne fou : faudra-t-il l'enfermer?

Pendant un mois les attaques se répètent, en série, subintrantes. Le mois suivant, notre homme est devenu gâteux, inerte, urinant sous lui, tout à fait idiot, sans mémoire ni connaissance aucune.

Il oublie tout ce qu'on lui dit, ne reconnaît personne de son entourage, vieux amis et nouveau-venus; il ne reconnaît même pas sa femme, et les marques d'affection qu'elle lui prodigue le laissent totalement indifférent. Ainsi, sous la surveillance de sa femme qui l'a sevré d'alcool, il se rétablit lentement.

A la fin de septembre 1900, il entre à l'hôpital suburbain, car il a des durillons aux pieds, qui le font beaucoup souffrir et l'empêchent de marcher. Il veut se les faire enlever et au besoin se faire couper les pieds.

A cette date, sa mémoire, nous dit encore sa femme, était un peu revenue, quoique très infidèle, ce qui rendait le malade « un peu étonné ». L'intelligence était assez nette : il comprenait bien, sans jamais dire un mot pour l'autre. Il avait la manie de l'argent caché, mettant tout sens dessus dessous dans la maison pour découvrir quelque trésor.

Il ne dormait plus depuis longtemps ; il rêvait, en proie à des cauchemars effrayants ; il voyait des animaux qui lui faisaient peur. Une nuit, il se réveilla brusquement, criant au feu.

Il souffrait beaucoup des jambes, comme si on le piquait, si on le pinçait.

Les couvertures le brûlaient, et si quelqu'un passait à côté de lui, il poussait des cris, craignant le plus léger frôlement, qui lui causait une nouvelle douleur.

La marche était devenue absolument impossible. Il était irritable, violent avec sa fillette. Excité par périodes au point de vue génésique, il était, à d'autres périodes, complètement déprimé.

Tel est le tableau que nous trace la femme de l'état de son mari, en septembre 1900, au moment où il entra à l'Hôpital Suburbain, dans la salle Bouisson.

Là, il subit une intervention chirurgicale (désarticulation tibio-tarsienne du pied gauche). L'opération fut suivie d'une période agitée : douleurs, insomnie, hallucinations, délire avec fièvre (39°7). Le malade se levait la nuit; il urinait sous lui, parfois intentionnellement. Mécontent de tout et de tous, il gifla un infirmier et tenta de l'étrangler un jour qu'on le ramenait de la salle de pansement à son lit. Du reste, il souffrait beaucoup. de ses jambes en particulier.

Cet état dure deux ou trois mois, puis se calme, et l'agitation est complètement tombée quand il entre à l'Hôpital Général, en octobre 1901.

Voici à cette date l'état du malade, d'après l'observation prise par M. Riche, interne du service :

Sensibilité. — Membres inférieurs : sensibilité tactile

conservée, sensibilité à la douleur un peu émoussée; sensibilité à la chaleur normale à gauche, pervertie à droite. Le malade accuse une sensation de chaleur lorsqu'on applique un corps froid sur les jambes. Pas de zone d'anesthésie, pas de douleur à la pression légère, mais la pression des masses musculaires et des troncs nerveux détermine de la douleur.

Membres supérieurs : hyperesthésie cutanée par places, sensibilité tactile diminuée ; les yeux fermés, le malade est incapable de reconnaître une montre avec une seule main. Sensibilité thermique normale; pas d'hyperesthésie. Légère anesthésie cubitale.

Organes des sens. — Vue conservée normale. Pas de scotome central. Ouïe bonne. Pas de perversion du goût et de l'odorat.

Motilité. — Les mouvements de flexion et d'extension de la cuisse sur le bassin, d'extension et de flexion de la jambe sur la cuisse sont encore possibles. Le pied gauche a été amputé; le pied droit présente l'attitude caractéristique de la paralysie des muscles dépendant du sciatique poplité externe, c'est-à-dire des extenseurs du pied sur la jambe : le pied est abaissé, l'extrémité des orteils tournée en bas ; la plante du pied regarde en dedans, le bord interne étant plus relevé que le bord externe; les mouvements d'adduction et surtout d'abduction sont presque impossibles. Le pied jouit encore de légers mouvements de flexion et d'extension. C'est l'attitude du pied bot varus équin, devenu permanente par suite de la contracture des muscles postérieurs de la jambe.

Aux membres supérieurs, les mouvements sont normaux, un peu limités au bras droit, par suite d'une ancienne fracture ; la force musculaire est notablement diminuée.

Réflexes. — Le réflexe patellaire est normal, il en est de même du réflexe scrotal et palpébral. La pupille réagit normalement.

Troubles trophiques. — Le malade reconnaît avoir beaucoup maigri. Les troubles trophiques cutanés se traduisent par des doigts rouges, froids, vernissés, amincis. Ils sont encore plus marqués aux membres inférieurs; à gauche, ils ont nécessité une intervention ; à droite, le pied est cyanosé, indice de troubles vaso-moteurs très marqués ; l'épiderme se soulève en larges squames. Il y a de l'atrophie musculaire très manifeste, généralisée, mais plus marquée aux membres inférieurs et aux extrémités qu'à la racine des membres.

Troubles psychiques. — Le malade répond assez bien aux questions qui lui sont posées ; on note cependant parfois un peu d'incertitude dans les réponses et un certain degré d'amnésie ; il ne peut se rappeler la date de la naissance de son dernier enfant, qui a maintenant 14 mois ; par contre, il se souvient bien de ce qu'il faisait il y a 15 ans.

Il a toujours eu le caractère irritable dont il est encore affligé. Racontant ses exploits à l'Hôpital Suburbain et sa lutte avec les infirmiers, il déclara qu'il se serait battu avec son ombre.

L'insomnie, quoique moins marquée que les mois précédents, le tracasse encore. Il n'a plus ces cauchemars terribles de l'Hôpital Suburbain ; on l'enterrait vivant, il était dévoré par des chiens, des chats ; parfois des rêves professionnels peuplaient son sommeil. Ces rêves existent seuls maintenant: dernièrement il est allé à bicyclette à Palavas. il y a pris son apéritif ; la nuit suivante il rêve encore :

il est revenu à Palavas, mais par le train cette fois, et pour aller pêcher le thon.

Appareil circulatoire : pouls 80, moins perceptible à droite qu'à gauche. Pouls fémoral : perceptible.

Appareil respiratoire. — Rien d'anormal. Mouvements respiratoires, 18.

Appareil digestif. – Appétit bon, digestion facile ; plus de pituites.

Appareil génito-urinaire. – Rien d'anormal.

Telle est fidèlement rapportée et complétée par les renseignements que le docteur Vires a tirés de la femme L..., l'observation de notre malade en octobre 1901.

Comme on le voit, le tableau était alors des plus complexes. Le malade se présentait sous divers aspects cliniques ; plusieurs diagnostics étaient possibles, suivant que l'on mettait au premier plan les troubles sensitifs, moteurs, trophiques ou psychiques.

Comment fut-il permis d'arriver au diagnostic de polynévrite alcoolique, qui s'est vérifié depuis, c'est ce que nous montrerons ; mais auparavant, pour n'avoir plus à y revenir, mettons notre observation à jour.

Depuis le mois d'octobre 1901, le mal est allé en s'améliorant à tous les points de vue. La gêne motrice a diminué, les troubles de la sensibilité sont très atténués.

Jamais à l'Hôpital Général on ne l'a entendu crier ou faire du bruit la nuit.

Il rêvait de temps en temps, sans avoir de cauchemars.

Les troubles trophiques paraissent plus tenaces : au mois d'avril dernier, on a dû envoyer le malade au Suburbain pour qu'on lui désarticule le genou gauche. L'opération a été suivie de douleurs moins intenses que la première fois, en 1900, et n'a pas marqué d'interruption dans la tranquillité du malade,

Aujourd'hui (janvier 1901). Joseph L.... nous reçoit calme, serein, nous montrant les vers qu'il écrit. Son écriture est correcte, et il ne manque pas un mot aux airs de Lackmé qu'il reproduit sur le papier.

Les *sensibilités* tactile, à la douleur, au froid, au chaud, sont à peu près intactes aux membres inférieurs. Il y a seulement un peu d'hyperesthésie aux deux cuisses.

Plus de douleurs spontanées : ni élancements, ni piqûres.

Du côté gauche, retenons que le malade peut sans douleur aucune, appuyer son moignon sur le rebord du lit ou sur une chaise.

Aux membres supérieurs, pas de douleurs spontanées ou provoquées ; au bras droit, seulement, subsiste une certaine douleur inconstante, et qui tient à une fracture ancienne. Les sensibilités sont conservées comme aux membres inférieurs. De même encore de l'hyperesthésie au niveau du bras, des deux côtés. Dans la zone du cubital, légère hypoesthésie. A droite, le malade accuse des sensations de froid, qu'il éprouvait également l'été dernier. Le sens stéréognostique est conservé. A la face, la sensibilité est conservée et égale des deux côtés.

Motilité. — Membres inférieurs : le pied est en varus équin; il jouit des mouvements latéraux surtout du mouvement d'adduction que le malade fait à volonté. La force musculaire est aussi revenue. Je marcherais, dit le malade avec un pilon.

Aux membres supérieurs, les mouvements sont récupérés entièrement. Nous notons des tremblements légers de la main droite, qui surviennent par intermittence. Les tremblements existent également à la langue, qui n'est pas déviée. Il semble que le bras gauche ait plus de force que le droit, où l'on en sent assez cependant.

Troubles trophiques. — Au pied — toujours en varus équin — la peau a l'aspect brillant, vernissée; on la voit fendillée, elle est mobile sur le plan osseux.

La jambe est dans un état de nutrition satisfaisant, les cuisses plus encore. Les mains présentent une teinte un peu violacée; la peau est fendillée, mobile; il n'y a enflure ni des doigts, ni du dos de la main. Les ongles, dépourvus de brillant, sont réguliers, peu cassants, révèlent néanmoins un état de nutrition encore médiocre.

Les réflexes sont tous normaux.

Le malade se rappelle bien mieux; il nous donne, concernant son séjour au Suburbain en 1900, les mêmes renseignements recueillis il y a deux ans.

Il est délivré de ses cauchemars et de ses hallucinations, mais il reste violent et irritable,

Ainsi, aujourd'hui notre homme ne présente plus qu'une hyperesthésie, d'ailleurs légère, aux cuisses et aux bras, des deux côtés, avec un peu d'hypoesthésie dans la zone du cubital. Au membre supérieur droit, il subsiste des troubles subjectifs de sensation de froid. La motilité surtout nous paraît améliorée: le malade se sert du membre inférieur droit et joue habilement de son moignon à gauche.

Les troubles trophiques persistent, mais s'atténuent.

Réflexes, sphincters, psychisme : rien à retenir.

En somme, rétrocession à peu près complète.

Cette évolution ne nous surprend pas, elle est bien conforme à la marche habituelle de la polynévrite alcoolique. Aujourd'hui le cas serait tout aussi intéressant qu'en 1901, mais d'un intérêt moins visible. La polynévrite alors revêtait cliniquement de nombreuses formes, formes qu'on y rencontre souvent isolées, mais rarement groupées comme elles l'étaient chez notre homme.

CHAPITRE II

DIAGNOSTIC

En octobre 1901, en effet, le malade présente :

a) *Des troubles de la sensibilité*, consistant en de l'anesthésie, légère aux membres supérieurs, de la perversion, de l'hyperesthésie, des douleurs spontanées sous forme d'élancements, provoquées par la pression des masses musculaires et des troncs nerveux.

b) *De la paralysie généralisée*, c'est-à-dire de l'impotence fonctionnelle étendue aux quatre membres, plus marquée aux membres inférieurs. Aux membres supérieurs, la paralysie est déjà en voie d'amélioration.

La paralysie (aidée de l'atrophie) entraîne la déviation du pied en varus équin : c'est le pied tombant avec rétraction des fléchisseurs.

c) *Des troubles trophiques* symétriques, plus marqués aux membres inférieurs qu'aux supérieurs, à la périphérie qu'à la racine des membres. Nous avons assisté à la réalisation de la maladie de Raynaud : doigts froids, rouges, vernissés, avec troubles trophiques dans les ongles ; on a dû intervenir pour un mal perforant plantaire. Les membres inférieurs sont encore œdématiés, le pied droit est cyanosé.

d) Finalement, chez notre homme, le mal a gagné le cerveau, dans *ses neurones d'association* dont la lésion a fait de l'amnésie, pour les faits récents surtout, amnésie profonde, portant même sur les sentiments affectifs. D'autres manifestations sont : les délires, les hallucinations, cauchemars, apeurements du malade : troubles dont la marche s'est faite parallèlement aux progrès de l'agent pathogène.

Il s'agit donc d'une maladie généralisée et diffuse du système nerveux.

Quelles sont les maladies capables d'intéresser à la fois le cerveau, la moelle et les nerfs périphériques ?

Éliminons d'abord tout ce qui est aigu : il n'y a pas eu en effet de début brusque, pas de fièvre, pas d'état général aigu avec réactions manifestes indiquant que le malade entre dans un syndrome pathologique. Au contraire, le syndrome est graduel et successif sans symptômes généraux aventureux. Il s'agit d'un état chronique. Nous devons y étudier successivement la sensibilité, la motilité, la trophicité, le psychisme, indiquer les maladies ou les syndromes vers lesquels nous oriente chaque ordre de troubles, et montrer que nous sommes en droit, par la considération des troubles autres, d'éliminer chaque diagnostic envisagé pour n'en retenir finalement qu'un seul.

II. — *La sensibilité d'abord :* elle est, suivant les points, exagérée, diminuée, pervertie.

Or, il est un syndrome qui réalise ce tableau, c'est le *tabes*. S'agit-il ici d'un pseudo-tabes, mieux, d'une névrite toxique, simulatrice de l'ataxie locomotrice progressive, ou sommes-nous réellement en présence du tabes médullaire décrit par Duchenne ?

Remarquons d'abord qu'il y a chez notre malade certains troubles de la sensibilité qui n'existent pas dans le tabes : la compression des masses musculaires et des troncs nerveux produit chez lui de la douleur. Mais, de plus, les douleurs en ceinture, telles qu'on les voit dans le tabes, ont manqué ici, et nous ne saurions étiqueter : crises gastriques, les phénomènes gastro-intestinaux qu'a présentés notre alcoolique. Le sens musculaire, généralement très diminué dans le tabes, est à peu près conservé.

Mais le tableau clinique qu'on appelle tabes périphérique se trouve nettement réalisé : nous notons encore aujourd'hui, en 1902, de la perversion, de la diminution de la sensibilité, de l'hypoesthésie. Déjà en 1893, le malade éprouvait des douleurs dans les jambes, douleurs qui persistent jusqu'en 1900, qui s'accompagnent de troubles de la marche et déterminent son entrée à l'hôpital Suburbain.

Ainsi donc, semble-t-il, notre homme, par ses troubles de la sensibilité, réalise le tableau du pseudo-tabes. C'est qu'en effet chez lui comme chez le tabétique, le protoneurone sensitif a d'abord été touché.

Mais l'alcool, que nous incriminons ici, a fait plus : il a frappé le deutoneurone sensitif, retenti sur le cerveau même, car il fait du délire, sur les muscles, qu'il a paralysés et atrophiés. Le diagnostic que nous voulons trancher entre le tabes médullaire et le pseudo-tabes, et qui eût été fort délicat si seulement les nerfs périphériques eussent été atteints, devient-il aisé par la considération des divers autres symptômes présentés par le malade ?

Notons que l'hérédité, au rôle si important dans le tabes, n'existe pas ici. Au contraire, les troubles que nous avons chez notre malade sont parfaitement expliqués par son alcoolisme.

Les troubles moteurs sont-ils bien ceux du tabes ? La paralysie et l'atrophie peu accentuées dans le tabes sont,

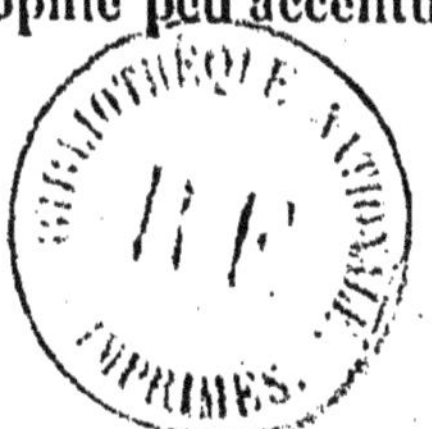

au contraire, relativement plus marquées dans l'alcoolisme.

C'est là du moins l'opinion classique. Mais nous pourrions montrer deux malades de l'Hôpital-Général, alcooliques, tabétiques, qui présentent de la paralysie et de l'atrophie très marquées, généralisées aux quatre membres, avec prédominance aux membres inférieurs. Et si chez notre malade, examiné dans son lit, les mouvements sont encore très possibles aux membres supérieurs, conservés et coordonnés aux membres inférieurs, n'oublions pas que la marche est absolument impossible, que la force musculaire est très notablement diminuée aux membres supérieurs.

« L'ataxique, disait le professeur agrégé Vires dans sa » thèse de doctorat (1), a une démarche spéciale, à lui » propre ; or, le faux ataxique est un steppeur.

» L'un projette les jambes en avant et plus ou moins » en dehors, d'un seul coup ; la pointe reste dirigée en » l'air, le pied retombe, frappe le sol avec le talon et fait » un choc unique.

» L'autre, le faux tabétique, soulève ses jambes haut » au-dessus du sol, la pointe des pieds basse ; le pied est » projeté en avant, non étendu, ballant ; il retombe par » la pointe et fait deux bruits, celui de la pointe d'abord, » celui du talon ensuite. L'un est le type du talon, l'autre » de la pointe. L'un ne commande que la direction géné» rale de la marche, l'autre, le pseudo-tabétique, en fait » un acte voulu, combiné en ses moindres détails, mé» dité à chaque pas, et dont le désordre apparent n'est en » somme qu'une façon de remédier à l'élément paralysie

(1) Thèses de Montpellier, 1896 : Thèse de Vires, p. 113.

» (Brissaud). L'un est paralysé et ses muscles (surtout les » extenseurs) n'ont plus de force. Le tabétique possède » l'intégrité de sa puissance dynamométrique. »

Que l'on songe aux troubles de la marche chez notre malade, et l'on dira aussitôt qu'il marche comme un pseudo-tabes.

Mais, à ce point de vue là, il y a plus encore : tandis que le tabes dans sa période préataxique, parfois très longue, ne présente aucun trouble de la marche, tandis que dans sa dernière période, ces troubles, déjà essentiels depuis longtemps, s'accentuent, que l'impotence motrice dépasse de beaucoup celle du pseudo-tabes, et que, de plus, à ce moment, c'est l'atrophie extrême, le marasme, le faux tabétique, au contraire, ne présente dans ses débuts ni l'abolition du réflexe pupillaire, ni la parésie de la vessie, ni douleurs fulgurantes, ni crises viscérales ; mais il est de suite impotent et s'amaigrit sans que jamais chez lui doive naître la déchéance du médullaire ; chez notre homme les troubles de la marche, avec douleurs, existent depuis 1893. Il en est de même, et nous devons insister sur ce fait des troubles trophiques (durillons, zona 1893 ; mal plantaire 1900).

Il nous semble entrevoir maintenant un moyen décisif de trancher la question : c'est de nous adresser à l'évolution.

Est-il besoin, dira-t-on ? Il manque ici le signe d'Argyll-Robertson. Assurément ; cependant Schultze et Lilienfeld ont vu se réaliser des paralysies oculaires dans l'intoxication alcoolique. Les troubles de la miction : lenteur de la miction, mictions impérieuses, incontinence plus ou moins accusée — surviennent toujours ou presque, dit Déjerine (1), dans le tabès. Mais notre faux tabétique urinait sous lui, et avant son entrée au Suburbain en 1900, et pendant le séjour qu'il y a fait.

Les réflexes, abolis dans le tabès, sont ici intacts. Est-ce suffisant ? Et alors ?

Relevons, si on le veut bien, les divers symptômes en notant l'ordre de leur apparition ; nous constaterons que les troubles sensitifs, trophiques, moteurs, ont apparu en même temps dès le début ; surtout que ces troubles sont allés croissants, évoluant lentement avec quelques périodes de calme jusqu'en 1900, où nous les trouvons à leur apogée. Depuis, ils rétrocèdent et sont maintenant très réduits. Au total, lenteur de l'évolution et rétrocession. Ecoutons maintenant Déjerine (2) :

« Dans les cas à marche chronique, à diagnostic incer-
« tain, l'étude attentive de l'évolution vous sera d'une
« grande utilité ; n'oubliez pas en effet que les lésions du
« tabès périphérique, même dans les cas à évolution
« lente, sont en général d'ordre curable. Par conséquent
« lorsque chez un malade, plus ou moins soupçonné de
« sclérose des cordons postérieurs, vous verrez, au bout
« d'un temps plus ou moins long, le symptôme s'amélio-
« rer lentement et progressivement, vous pourrez déjà et,
« par ce fait seul, admettre l'origine périphérique du
« processus. Le tabès médullaire en effet ne rétrocède
« pas ; il peut rester sans progresser plus ou moins long-
« temps, mais il ne guérit jamais ».

Ce n'est donc pas à un tabès médullaire que nous avons affaire ici et ces troubles de la sensibilité ressortissent nettement, il semble, de la polynévrite.

---

(1) et (2) Déjerine, *Semaine Médicale*, 1893.

*
* *

En est-il de même des troubles moteurs et trophiques ?

Nous avons ici le syndrome du neurone moteur inférieur, qui indique une lésion des nerfs et des cornes antérieures, ce que M. le professeur Grasset appelait devant nous, dans ses leçons cliniques et au lit du malade, la neuronite motrice inférieure. Ce groupe de faits rentre dans la catégorie de ceux que M. le professeur Carrieu étudiait en 1875 (1) et à propos desquels il concluait que : « dans d'autres faits, au contraire, la lésion primitive se propage à d'autres parties du système et on a alors des phénomènes symptomatiques qui se rattachent à l'altération de ces régions plus ou moins éloignées, qui se mêlent et se compliquent les uns les autres. Cette complication est surtout frappante dans les cas où apparaît l'atrophie musculaire. »

Depuis, les classiques (2) assimilant la paralysie spinale aiguë de l'adulte à la paralysie spinale infantile, en ont fait, s'appuyant d'ailleurs sur les autopsies de Gombault, Eisenlhorr et Immermann, une poliomyélite antérieure. Déjerine, en 1890 (3), combat cette conception, contestant la valeur des autopsies fournies et en apportant une nouvelle, où chez un sujet ayant eu, dix-huit ans avant sa mort, une paralysie spinale aiguë, il n'a trouvé aucune lésion médullaire, mais, par contre, une névrite très

---

(1) Carrieu : Des amyotrophies spinales secondaires. Thèse de Montpellier, 1875.

(2) Collet : Précis de pathologie interne, t. I, p. 55.

(3) Déjerine : Archives de physiologie, 1890.

accusée des nerfs intra-musculaires avec intégrité des nerfs cutanés et atrophie simple des faisceaux primitifs des muscles.

Quoi qu'il en soit, les idées de Déjerine trouveraient-elles crédit auprès de tous, que ce nous serait un nouveau motif, et le meilleur, de différencier les troubles de la paralysie spinale aiguë de l'adulte d'avec ceux de la polynévrite.

La poliomyélite antérieure (1) débute brusquement par une attaque en masse des muscles des racines des membres, et cette soudaine attaque est précédée d'un mouvement fébrile; la polynévrite est généralement moins brusque, sans fièvre et progresse lentement (2).

A la période d'état : dans la poliomyélite la paralysie atteint en quelques jours son apogée, puis, « ne pouvant conserver ses positions », elle rétrograde, se limite à un membre, au segment d'un membre dont la perte devient alors irréparrable.

Tout autre est le tableau de la polynévrite : quand elle a atteint en une région son maximum, restant stationnaire ou même rétrocédant sur ce premier point, la paralysie apparaît sur un nouveau territoire. Elle va ainsi s'aggravant, s'améliorant, guérissant, réapparaissant, laissant pendant longtemps le malade exposé aux récidives. Elle entraîne parfois de l'ataxie, ce qui n'arrive jamais dans la poliomyélite.

Que si nous songeons à l'électricité comme moyen de reconnaître où siège l'atrophie et la paralysie, nous serons

---

(1) Voir à ce sujet : Raymond, Leçons sur les maladies du système nerveux, t. 2.

(2) Vires, 1902, Maladies nerveuses (p. 480 et 368).

déçus. La paralysie et l'atrophie y évoluent pour leur compte personnel, l'une n'entraînant pas l'autre.

Chez L..., notre malade, les réactions électriques n'ont pas été recherchées à l'Hôpital Suburbain, alors que cela était si facile. Il en eût été tout autrement si notre homme avait présenté quelques signes d'atrophie aiguë, car alors les réactions électriques étudiées avec soin eussent très probablement désigné les muscles condamnés, montrant que l'atrophie et la paralysie marchent de pair, celle-ci croissant avec la première. Mais on savait que chez ce malade les réactions électriques pouvaient être affaiblies dans un muscle complètement paralysé, normales dans un autre parésié et que tel muscle fonctionnant bien encore, présenterait peut-être à son complet la réaction de dégénérescence.

Les reflexes existaient normaux chez notre malade, alors même qu'il était encore parésié. Dans la poliomyélite *le réflexe varie comme la contractilité*.

Passons à la sensibilité : Elle est généralement intacte dans la poliomyélite,quelques troubles subjectifs viennent seuls et transitoirement attirer l'attention de ce côté. Mais L... voulait se faire couper le pied,tant il en souffrait. On observait chez lui la douleur à la pression des masses musculaires et des troncs nerveux, phénomène important sur lequel insiste tant Raymond dans ses leçons cliniques.

Les pieds étaient œdématiés,ce qui se voit rarement dans la poliomyélite, où les vaso-moteurs, fonctionnant d'ailleurs aussi mal, amènent de la lividité, du refroidissement très sensible à la main de l'observateur, de la cyanose, tandis que chez les polynévritiques on observe fréquemment, avec de l'œdème surtout aux jointures, des sueurs abondantes avec formation de sudamina, des hémorragies cutanées comparables aux taches de purpura.

Les troubles des sphincters rares dans les deux cas, mais qui d'après Erb se réduiraient à une parésie fugace dans la poliomyélite, peuvent aller, comme chez notre malade, jusqu'à l'incontinence d'urine dans la polynévrite.

Là enfin, l'intoxication atteignant le cerveau nous fait de l'amnésie, du délire, des hallucinations, phénomènes qu'on n'observe pas dans la poliomyélite.

Pour conclure, considérons l'évolution des deux syndromes. Pouvons-nous confondre un syndrome, qui rapidement se fixe à tout jamais comme la poliomyélite, avec la polynévrite qui lentement et par secousse atteint son apogée et redescend ensuite jusqu'à la guérison souvent complète et définitive? Il s'agit donc d'une polynévrite.

IV. *Restent les troubles psychiques.*—Des attaques suivies d'effondrement complet de l'intelligence, d'amnésie et de démence; des hallucinations avec esquisse d'un délire polymorphe : hallucinations de grandeurs et de richesse; de la diminution de l'affectivité; n'est-ce pas le tableau *de la paralysie générale progressive?* Nous devons nous le demander, d'autant plus que l'alcool a été incriminé par de nombreux expérimentateurs comme cause possible de la paralysie générale progressive. La question est discutée (1).

Esquirol, Bayle, Calmeil, Pinel, sont affirmatifs et admettent l'alcool parmi les causes pouvant amener des troubles de cet ordre.

Camuset décrit une aliénation mentale organique revêtant pendant la vie la physionomie clinique de la para-

(1) Voir Mairet et Vires, de la Paralysie générale, p. 71 et autres.

lysie générale, mais n'offrant pas à l'autopsie les lésions de cette maladie. Il classe cette forme parmi les pseudo-paralysies générales alcooliques, dont il est une autre forme dite Folie alcoolique, toute différente. Cette dernière est essentiellement transitoire; une fois le poison éliminé, tout rentre dans l'ordre, au contraire la pseudo-paralysie alcoolique de Camuset entraîne souvent la mort.

Pour d'autres auteurs, l'alcool se borne à mettre en jeu la prédisposition héréditaire.

Le professeur Mairet, déjà enclin après une série de recherches, dont le résultat fut communiqué à l'Académie des sciences le 12 mai 1888, à penser que l'alcoolisme peut réellement produire la paralysie générale progressive, conclut en 1898, avec le professeur agrégé Vires, que l'alcoolisme chronique peut être une cause de paralysie générale, et pour ces maîtres, la paralysie générale progressive alcoolique était une paralysie générale progressive vraie avec seulement quelques stigmates spéciaux.

Mais des expériences répétées peu de temps après cette date, renouvelées depuis et continuées encore à l'asile d'aliénés, sont venues contredire ces affirmations, tout au moins leur enlever toute signification probante, et le problème n'est pas encore résolu.

Cliniquement on a dû attribuer certaines paralysies générales progressives à l'alcoolisme; rarement à l'alcoolisme seul; le plus souvent il se trouvait combiné avec une infection (fièvre typhoïde, syphilis, tuberculose, paludisme), une intoxication : tabagisme; une diathèse et l'hérédité : célébrale, nerveuse, vésanique; un traumatisme (que celui-ci crée lui-même une prédisposition, qui sous l'influence d'autres causes (alcool) aboutira à la paralysie générale, soit qu'il mette en œuvre une prédisposition héréditaire déjà prête à éclater sous l'influence de l'alcool).

On voit aussi en clinique des malades alcooliques qui présentent tous les symptômes de la paralysie générale progressive ; les manifestations s'atténuent, cessent parfois complètement, se refont et finalement aboutissent à la guérison. Mais il y a aussi des alcooliques qui, par un double processus d'inflammation et de dégénération, aboutissent à la paralysie générale progressive.

Chez notre homme, l'alcool a-t-il pu faire de la paralysie générale ? Oui, mais il faut s'entendre. Par ses troubles intellectuels survenus brusquement, par ses hallucinations surtout visuelles, par son délire peu coordonné et plutôt dépressif, par ses troubles sensitifs et ses troubles moteurs très marqués, il a bien réalisé cette forme de paralysie générale progressive qu'on appelle, comme nous l'avons dit déjà : pseudo-paralysie générale. Nous remarquons que ces troubles cérébraux sont survenus après une longue intoxication à laquelle nous les rattachons.

Mais la paralysie générale progressive, telle que l'a décrite Bayle :

1° Attribuable le plus souvent à la syphilis ;

2° S'affirmant rarement d'emblée par ses symptômes caractéristiques, mais débutant, au contraire, par une longue période prodromique, que caractérise essentiellement la suractivité cérébrale, alternant avec la tristesse ;

3° Paralysie qui, à la période d'état, avec l'affaiblissement intellectuel et l'amnésie, avec des troubles de la parole et de l'écriture, présente surtout des hallucinations de l'ouïe et du toucher (Gilbert Ballet et Paul Blocq) ;

4° Paralysie enfin qui peut être coupée de rémissions, mais qui rarement guérit ;

Cette paralysie générale classique, notre homme ne l'a pas réalisée.

Reportons-nous d'autre part à la description des paralysies générales alcooliques dans le livre de MM. Mairet et Vires :

« Ici, plusieurs années avant l'éclosion de la paralysie « générale, l'alcool produit des congestions suivies ou « non de troubles paralytiques passagers, s'accompa- « gnant ou non d'accès de *delirium tremens*. Là ce sont « des troubles de la sensibilité marqués au coin de « l'alcoolisme, des troubles gastriques, des accès de deli- « rium tremens, etc... Ailleurs encore, c'est de l'abrutis- « sement, de la dépression mélancolique alternant avec de « la surexcitation et des idées de grandeurs. Et ce sont tou- « jours des modifications de l'être moral qui rendent le « futur paralytique général acariâtre, irritable, méchant « même, comme le devient si volontiers l'alcoolique.

« Puis, une fois le terrain ainsi préparé de longue main, « brusquement sous l'influence d'une nouvelle attaque « ou à la suite d'un accès de *delirium tremens*, éclate la « paralysie générale.

« Si, une fois la maladie constituée, nous étudions sa « physionomie clinique, nous voyons l'alcool marquer « son action non seulement au début sous forme d'hallu- « cinations, d'apeurement, d'idées de persécution, mais « encore pendant l'évolution sous cette même forme, ou « bien par d'autres manifestations relevant de la motilité « et de la sensibilité : ataxie des mouvements, enraidisse- « ment musculaire donnant aux différents mouvements « et à la marche des caractères tout particuliers, hyper- « excitabilité musculaire, exagération des réflexes tendi- « neux, etc. »

Ainsi donc, on le voit, notre malade a bien réalisé le syndrome folie alcoolique. Nous ne sommes nullement surpris que ce syndrome ait maintenant disparu, ayant lu, dans le même livre, l'observation d'un nommé Bar.. âgé de 47 ans, entré à l'asile d'aliénés en juin 1893 avec les mêmes symptômes décrits plus haut, sorti en 1896 presque complètement guéri ; et la guérison, d'après les renseignements obtenus depuis, s'est maintenue ; de même, Dav.., 33 ans, après un séjour de 11 mois seulement à l'asile, en sort ayant repris, dit il, toute sa portée intellectuelle et il procrée, six ans après, un enfant superbe.

Nous n'insistons pas. Tout le monde est d'accord sur la curabilité du syndrome *folie alcoolique*.

En somme, par ses troubles sensitifs, le malade du lit 42 nous fait penser au *tabes*, par ses troubles moteurs il nous oblige à éliminer la *poliomyélite antérieure ;* nous reconnaissons qu'il a réalisé le syndrome *folie alcoolique*, et nous pensons que seule une lésion ayant pu atteindre *les nerfs, la moelle, le cerveau* nous explique ces divers troubles ; nous avons, d'autre part, un agent capable de cette vaste carrière, et nous étiquetons le tout : *intoxication alcoolique*.

Mais si tout cela était de la fantaisie, s'il n'y avait lésion ni de la moelle, ni des nerfs, ni du cerveau, si tous ces troubles étaient simulés, imputables à l'hystérie ?

Nous n'allons pas reprendre notre malade.

Quelques considérations sur les troubles de la sensibilité — essentiels, on le sait, dans l'hystérie — nous suffiront. L'hystérie d'abord ne fait jamais de troubles subjectifs de la sensibilité ; elle réalise surtout l'hypoesthésie, souvent même de l'anesthésie — anesthésie qui n'est jamais limitée à un territoire nerveux, mais répond à une zone métamérique sur les membres, sur le tronc. Elle est donc localisée, mieux, ordonnée.

Chez notre malade comme dans les polynévrites en général, les troubles de la sensibilité sont disséminés, diffus : il est difficile le plus souvent de bien préciser où commence et où finit l'hypo ou l'hyperesthésie. Celle-ci est symétrique 9 fois sur 10 ; il n'y a jamais d'hémianesthésie comme dans la névrose. Nous n'avons ici aucun des troubles sensoriels de l'hystérie. Enfin l'évolution des troubles sensitifs ne répond nullement dans notre cas à l'évolution de l'hystérie, qui d'emblée réalise le tableau complet, puis cesse brusquement. Elle ne va pas croissant et ne rétrocède pas.

Il y a donc lésion.

Quel est son siège ? Ici nous sommes tenus à la prudence : les neurones périphériques et centraux ont été atteints ; les neurones d'association l'ont été également. Mais où finit et où commence exactement le domaine échu à l'agent causal, il est difficile de le dire.

Devons-nous faire un *diagnostic étiologique ?*

Ce ne sera pas à une infection (tuberculose, paludisme, diphtérie, typhoïde, syphilis) ;

Ce ne sera pas davantage à une auto-intoxication (diabète, rhumatisme, goutte ou cancer) que nous nous adresserons.

Et parmi les toxiques, notre dernière ressource, *l'alcool seul*, avec comme adjuvant le tabac et sa nicotine, nous suffisent amplement.

Et nous portons le diagnostic complet de POLYNÉVRITE ALCOOLIQUE, ÉTENDUE AUX QUATRE MEMBRES, A FORME PARÉTO-ATROPHIQUE PRÉDOMINANTE, S'ACCOMPAGNANT DE TROUBLES TROPHIQUES EXCESSIFS ET RARES, ET DE MANIFESTATIONS INTELLECTUELLES AMNÉSIQUES.

CHAPITRE III

EVOLUTION

Mais ce qu'on ne saurait indiquer dans l'énoncé du diagnostic, c'est la façon grandiose dont notre homme a réalisé sa polynévrite alcoolique.

Dès l'âge de 13 ans il s'intoxique. Le poison attaque le système nerveux, autant celui qui préside à la sensibilité que celui qui préside à la motilité et à la vie intellectuelle. Les fonctions digestives s'altèrent, l'anorexie s'installe avec tout le cortège des troubles gastro-intestinaux par alcoolisme chronique. La saturation alcoolique se poursuit et l'alcoolisme fait explosion une première fois en 1894, une deuxième fois en 1900, jetant dans la balance le redoutable appoint des vertiges apoplectiformes, de l'attaque complète :

Sidération intellectuelle, gâtisme, abolition de la réflectivité et perte de la mémoire ;

Cauchemars effrayants ;

Ataxie précoce.

Les insomnies apparaissent : les fantômes hideux, les animaux féroces peuplent son sommeil. Les nuits sont quelquefois plus calmes, mais ne vont pas alors sans quelque rêve, professionnel le plus souvent.

En même temps apparaissent aux membres inférieurs, symétriquement, des douleurs vives, des picotements, des fourmillements, des élancements, qui sont de vraies douleurs fulgurantes nocturnes et diurnes.

Et notre homme continuant à boire, la paralysie et l'atrophie s'installent peu à peu : faiblesse dans les jambes, fatigue à la moindre marche, maladresse des mains viennent trahir l'œuvre du poison, qui affectionne tout particulièrement le groupe des extenseurs.

C'est enfin la paralysie complète avec des troubles trophiques des plus accentués, et le malade doit s'hospitaliser.

A ce moment, les manifestations réactionnelles, tant les phénomènes subjectifs que les phénomènes objectifs, sont à leur apogée.

A l'hôpital, L... ne boit plus ; le poison lui est soustrait et alors il refait en sens inverse le chemin parcouru. Nous voyons cesser définitivement, trois mois après son opération, les manifestations délirantes et hallucinatoires, la gêne motrice s'atténuer, les douleurs dans les jambes disparaître. Si bien que, 15 mois plus tard, l'amélioration est évidente, la régression indéniable.

Au total, à une période de progressivité très longue, à une période d'état stationnaire, plus courte, succède définitivement, semble-t-il, une *phase de régression*.

CHAPITRE IV

PSYCHOSE POLYNÉVRITIQUE

Ainsi, dans ce tableau des méfaits de l'alcoolisme, ce qui nous a frappé, c'est l'évolution du syndrome observé; ce qui nous paraît intéressant, attrayant même, ce sont les *manifestations psychiques*, *l'amnésie en particulier*. Elle coexiste ici avec *l'affaiblissement intellectuel* et *les idées délirantes*. Mais chaque ordre de phénomènes évolue pour son propre compte, si bien que l'étude de l'amnésie se fait aisément sans qu'on ait à parler de manifestations concomitantes.

Dans le rapide historique dont sera précédée notre étude, on verra d'ailleurs que, chez l'alcoolique, des phénomènes psychiques, l'amnésie surtout a intéressé les observateurs. Cependant, nous gardant d'un exclusivisme facile, nous dirons quelques mots de ces autres phénomènes, de la confusion mentale plus spécialement.

∴

I. — *Historique*. — C'est à Korsakof, de Moscou, que nous devons une description complète des troubles psychiques dans les polynévrites (1887) (1) (1889).

---

(1) Korsakof. — *Loc. cit.*

Avant lui cependant (1), Charcot, en 1881, dans une leçon consacrée à l'étude des névrites alcooliques, décrivait d'une façon très complète l'amnésie des alcooliques.

Korsakof fit de ces manifestations une entité qu'il dénomma *psychose polynévritique* ou cérébropathie psychique toxémique, expressions malheureuses qui préjugeaient trop des rapports entre les phénomènes purement névritiques et les phénomènes psychiques, les seconds se présentant comme toujours et nécessairement consécutifs à la névrite pure.

Mais l'originalité de Korsakof fut de démontrer que cette psychose est parfois liée à certaines névrites autres que la névrite alcoolique, aux polynévrites infectieuses, par exemple.

En 1892, Souques (2) reprend une observation d'amnésie consécutive à un choc moral chez une hystérique, observation publiée et commentée dans une leçon faite antérieurement par son maître, le professeur Charcot ; Souques étudie une forme spéciale d'amnésie, *l'amnésie rétro-antérograde*, forme originale que seules peuvent revêtir l'amnésie hystérique, l'amnésie consécutive à un traumatisme cérébral ou à l'alcoolisme chronique.

Préoccupé des symptômes et de leur forme, Souques laisse de côté leur pathogénie, point litigieux.

L'année suivante, Charcot revenant sur la question, soutient encore que cette forme amnésique, le trait essentiel de la psychose de Korsakof, est spéciale à la névrite alcoolique. Elle en représente le caractère distinctif.

Pierre Janet (3), dans diverses publications de 1892 à

---

(1) *Traité de médecine* de Charcot, Bouchard, etc., t. VI, p. 745.

(2) Charcot. — *Leçons du mardi*, 1893.

(3) *Revue gén. des Sciences*, 1892 : amnésie continue, par P. Janet.

1893, préconise le mot : *continue* appliquée surtout à l'amnésie hystérique, qui serait pour lui bien plus qu'une amnésie d'évocation, une amnésie d'assimilation.

Dans l'article « névrite » du Traité de médecine de Charcot, Bouchard et Brissaud, Babinski, en venant aux psychoses polynévritiques, critique l'expression de psychose polynévritique, préfère celle de cérébropathie psychique toxémique, et conclut ainsi : « En définitive on est en droit de dire que certains agents capables de provoquer des polynévrites peuvent aussi faire naître des troubles mentaux d'une physionomie spéciale qui coïncident souvent avec des lésions des nerfs ; mais on n'est pas autorisé à affirmer que la polynévrite existe nécessairement chez les malades présentant cet état psychique. »

Au Congrès français des médecins aliénistes et neurologistes tenu à Clermont-Ferrand en 1894 (1), M. Regis, de Bordeaux, dit que psychose et polynévrite sont deux manifestations différentes de la même cause, intoxication ou infection, susceptibles de se présenter suivant les cas, soit isolées soit associées.

Pour lui les expressions de psychose polynévritique et de cérébropathie toxémique traduisent une idée fausse. L'état mental qu'elles veulent désigner se rencontre fréquemment dans la polynévrite, mais n'est pas spécial à la polynévrite.

Le professeur Raymond, au cours d'une série de leçons sur les polynévrites en 1896-1897, consacre l'une d'elles, *polynévrite alcoolique et amnésie*, à l'étude qui nous occupe.

Dans la *Presse médicale* de 1898, nous relevons un

---

(1) *Semaine médicale* 1894, page 361.

article de MM. Ballet et Faure, où il s'agit de deux femmes ayant fait toutes deux de la psychose polynévritique. La première présentait de plus des symptômes de névrite. A l'autopsie on trouve chez celle-ci des lésions des nerfs périphériques, des cellules antérieures de la moelle, des cellules cérébrales; ces dernières seules étaient altérées chez la seconde femme.

Les lésions médullaires ont tous les caractères de lésions secondaires c'est à-dire consécutives aux altérations des nerfs. Or, disent Ballet et Faure, les lésions cérébrales présentent avec les altérations médullaires une ressemblance frappante, et cela dans les deux autopsies : dans la seconde en effet, les altérations cérébrales — seules existantes — rappellent exactement les lésions médullaires de la première autopsie. Dès lors il pourrait se faire que l'agent toxique ait, au cerveau comme au niveau des nerfs des membres, porté principalement son action sur les fibres à myéline et que les lésions cellulaires aient été la manifestation de la réaction à distance qui se produit dans toute cellule, dont le prolongement cylindraxile est altéré.

*
* *

Avant d'étudier l'amnésie alcoolique, il importe de dire ce qu'est la mémoire chez un sujet sain, comment chez cet individu se forment les souvenirs.

Une question préalable se pose ici : y a-t-il dans le cerveau un siège de la mémoire ?

D'après M. Von Monakow (*Revue neurologique*, 1903, page 136 : l'Etat actuel de la question de la localisation corticale), nous répondrons qu'« on peut seulement locali-
« ser les fonctions qui sont en connexion avec l'orienta-
« tion dans l'espace et avec les mouvements qui y cor-

« respondent. Toutes les autres fonctions sensorielles se « composent de combinaisons plus simples d'excitations ; « celles qui correspondent à une différenciation plus fine « entre les qualités et qui n'ont rien à faire avec l'orien- « tation dans l'espace, et surtout les fonctions psychi- « ques, ne peuvent être localisées dans des territoires cor- « ticaux circonscrits. »

Nous ferons simplement du mode d'organisation des cellules cérébrales, une esquisse, empruntée d'ailleurs à une leçon du professeur-agrégé Vires, publiée dans la *Revue scientifique* de 1899 :

« Les voies sensitives, voies d'accès dans l'écorce, les « voies motrices, voies de départ de l'écorce, se consti- « tuent en centres.

» Ces centres, formés par les voies de projection, sont des centres corticaux de projection. Les fibres qui les unissent sont naturellement — des fibres d'association — et celles-ci, comme les voies de projection, se groupent, se condensent en des centres, qui sont des centres d'association.

Donc, il y a dans le cortex, dans le manteau gris :

1° Des centres de projection sensitivo-moteurs ;

2° Des centres d'association.

Les centres de projection sensitivo-moteurs sont groupés autour de Rolando, de la perpendiculaire interne de Sylvius (sphères tactile, visuelle, olfactive, auditive).

Les centres d'association siègent en trois points de l'hémisphère : dans le lobe frontal pour le centre antérieur, le lobe temporo-pariétal pour le centre postérieur, le lobe de l'insula pour le centre moyen ».

Il nous faut maintenant décrire le mécanisme intime

et le fonctionnement de la mémoire chez un individu normal :

« Toute impression, nous apprend Charles Richet (1), qui agit sur l'élément nerveux se prolonge, car, quoique l'impulsion n'ait duré qu'une partie de seconde, la vibration de l'élément nerveux dure bien plus longtemps. Les traces de cette vibration sont conservées pour toujours dans l'élément nerveux, elles y restent à l'état latent, pouvant, sous de certaines conditions, se reproduire.

L'intensité de la faculté de fixation des éléments nerveux dépend en grande partie de sa faculté de prolonger les vibrations, parce que plus la vibration est longue, plus intense est la trace. Toute impression laisse des traces sur les éléments nerveux des centres psychiques. La netteté des traces dépend de la nature de l'impression, de l'état du système nerveux. Les poisons qui agissent sur le système nerveux (alcool, opium, chloroforme), diminuent la faculté de fixer, qui ne s'anéantit pas complètement. La nature de l'impression influe aussi, car en dirigeant l'attention, on en « prolonge la durée, et la trace est rendue plus durable ».

Mais qu'est-ce que cette trace ? — Ce serait, d'après Korsakof, un déplacement des molécules des éléments nerveux, déplacement susceptible de provoquer promptement et facilement la vibration, ou bien encore, il y aurait trace lorsque la vibration à laquelle l'impression donne naissance, ne s'éteint pas, mais persiste inconsciente.

Ceci dit, comment naît un souvenir ?

Entre plusieurs cellules, différemment spécialisées,

---

(1) *Revue philosophique*, 1886. Origines et modalités de la mémoire, par Charles Richet.

s'établissent des relations fonctionnelles habituelles. Les centres visuels, par exemple, impressionnés par la vue d'un animal, d'un chien je suppose, deviennent le siège de vibrations; les vibrations ne se propagent pas en tous sens, mais elles se communiquent à ces autres centres, centres auditifs, qui hier ont vibré à l'aboiement du chien. La vue du chien nous rappelle son cri particulier. De même le palper de l'animal, réveillant le souvenir de son cri et de son aspect, nous le fera reconnaître.

Ainsi se formera l'image de toute chose, grâce à la vibration harmonieuse des divers centres qui ont gardé trace des impressions d'ordre divers émanées de cette même chose.

Mais il faut qu'il y ait vibration simultanée et harmonieuse, et pour cela deux conditions : que ces vibrations sensorielles aient pris l'habitude de se faire solidairement, c'est-à-dire de s'appeler l'une l'autre; que dans les centres d'association il reste aussi trace des communications spéciales à établir, pour qu'il naisse une image. En d'autres termes, d'après Korsakof, il ne suffit pas qu'il y ait souvenance de la couleur, du son, du toucher, il est tout aussi nécessaire que l'évocation de ces impressions telle qu'elle se fit une première fois, puisse au premier signal se refaire avec le même mécanisme, dans les centres d'association. « Les tubes nerveux (1) pour transmettre les « excitations avec la rapidité nécessaire à la constitution « d'une image doivent conserver trace de leur vibration « première ». La conservation des souvenirs réside aussi bien dans les neurones d'association que dans les neurones sensoriels; et l'on conçoit tout le parti à tirer d'une

---

(1) Korsakof : *loco citato.*

pareille conception. Les souvenirs conservés dans les cellules, ne pourront reparaître si les tubes manquent à leur tâche : or ces tubes sont peut-être les premiers atteints quand il y a polynévrite. (Ballet et Faure.)

Intégrité des centres de projection, en relation directe avec l'extérieur, intégrité des centres d'association, telle est la première condition de formation des souvenirs.

Normalement, la reproduction d'une vibration, le souvenir, peut se faire sans effort du sujet, passivement. Lorsque son médecin entre pour la seconde fois dans la chambre, le malade, le plus souvent, le reconnaît. Le troisième jour, c'est au bruit de la voix du docteur qu'il devine son arrivée, et se le représente déjà avec sa physionomie propre. La reproduction de l'image complexe a lieu, dans ce second cas, par évocation : de la série d'impressions dont elle procède, une unité, l'ébranlement auditif, est fortuitement reproduite : aussitôt l'ensemble des impressions associées s'ébranle de même : l'image apparaît en son entier.

L'évocation n'est pas toujours aussi facile. Six mois plus tard, longtemps après la guérison, la vue d'un objet mis en usage pendant la maladie, rappellera l'image du médecin ; mais elle le fera par une série d'images intermédiaires.

Cependant, que quelques semaines après le début de la maladie, alors que le médecin sera familier de la maison, le patient, — un alcoolique, si l'on veut — perde, à la suite d'une attaque, la mémoire. Il reconnaîtra très probablement le médecin ; car son image est maintenant bien établie : c'est un tel jour qu'il s'est alité et M. X... vint le soir même ; de ce point de repère il bâtit son image. Mais demandez-lui, dans le cas où vous auriez commencé l'avant-veille des séances d'électricité, quel est le nouveau traitement qu'on lui fait suivre: il vous répondra qu'il n'en sait rien, qu'il ne suit d'ailleurs aucun nouveau traitement.

C'est que, dans ce cas, l'habitude d'associer les diverses impressions par lesquelles se révèle à lui le traitement, n'a pu s'établir. Les impressions ont été recueillies, conservées, eussent pu être évoquées le soir même. Mais pour remplir leur tâche, les centres d'association, encore un peu surpris, avaient besoin de vigoureux appels partis des centres de projection, qui à leur tour hésitaient encore à transmettre de tel ou tel côté l'impression venue du dehors. En pleine élaboration de l'image nouvelle, le mal les avait frappés et le chantier était ainsi devenu désert. Nous faisons là d'ailleurs cette banale constatation que les souvenirs sont lents à s'établir, et à côté de conditions histologiques de la mémoire, nous semblons énoncer une nécessité physiologique : la répétition des impressions.

Mais de plus nous voyons dans cette constatation, une explication de ce phénomène un peu inattendu, et que nous aurons à décrire chez les amnésiques alcooliques : la disparition des faits perçus durant une certaine période, plus ou moins longue, période ayant immédiatement précédé l'accident, point de départ de l'amnésie. Les souvenirs s'ébauchent, les associations ne sont pas encore robustement établies : que l'imprégnation des cellules cérébrales se fasse plus profonde, surviendra, fatal indice, une attaque épileptiforme, et l'image, herbe qui venait mal sur ce sol mal irrigué, se flétrira.

Cependant certaines impressions déterminent dans les centres, une vibration très intense et très prolongée. Elles donnent naissance à de si nombreuses associations, que de ce moment l'impression sera diversement et facilement évoquée : le souvenir en devient impérissable, il se grave pour toujours dans la mémoire. Ce souvenir qui se voit adulte à sa naissance, veut se libérer envers la mémoire si puissante créatrice : il devient pour elle un point de repère, lui permettant d'étager les souvenirs futurs, de numéroter, en remontant, les souvenirs anciens. Mieux encore, il a, ce fait saillant, si bien occupé la mémoire en cette gestation hâtive, qu'elle en néglige, et pour un certain temps, un tas de menus faits, ces impressions futiles de chaque instant, qu'elle ne saurait retenir sans en être encombrée, car l'on a pu dire (1) que l'oubli était la condition de la mémoire.

Par opposition à cet ordre de faits, il nous reste à parler d'autres impressions, dont les vibrations sont si peu intenses qu'elles ne sont pas perçues, que nul état de conscience ne les accompagne ; et cependant elles ont laissé des traces.

Montrons tout d'abord l'existence de ce phénomène :

A mon entrée, dit Korsakof, le malade, un avocat distingué de Saint-Pétersbourg, me tend la main et me dit bonjour. Je sors, pour me présenter à nouveau devant lui quelques minutes après. Il me dit encore bonjour et sur ma question déclare ne m'avoir jamais vu : mais il n'avance pas une seconde fois la main ».

La première fois que le malade vit le docteur, ses centres altérés par l'alcool, vibrèrent si faiblement qu'ils ne purent déterminer un état de conscience et de plus l'image une fois disparue l'excitation ne se prolongea presque pas. L'image du docteur fut si peu intense que lorsqu'elle réapparut avec sa forme spéciale, la conscience du malade eut beau chercher dans son passé, elle ne trouva rien de

---

(1) Richet : *loc. cit.*

semblable, et répondit : je ne vous connais pas. Cependant, à cette première visite, les centres impressionnés transmirent, poliment à leur habitude, l'ordre de tendre la main aux centres moteurs du membre supérieur. De cet ordre le sujet ne prit pas une conscience plus nette qu'il ne l'avait fait de l'impression elle-même et de sa prolongation, mais les centres avaient gardé la trace du mécanisme tout entier, et la preuve c'est que la seconde fois de cet acte poli — pour eux véritable réflexe — ils ne transmirent pas l'ordre.

Il y avait eu par conséquent conservation du fait, conservation qui avait échappé à la conscience, mais qui seule peut expliquer l'acte ultérieur.

On va certainement nous objecter que pour expliquer des faits de la vie normale, nous nous adressons à la pathologie de la mémoire : dans l'exposé que nous ferons des phénomènes amnésiques, on verra que dans ces cas, les centres psychiques n'agissent pas différemment qu'à l'état normal. Ils fonctionnent plus faiblement : altérés par l'alcool, ils ont leur vie ralentie. C'est aussi au moindre fonctionnement des centres psychiques qu'on doit, chez les individus normaux, la formation d'images inconscientes, de souvenirs latents. Mais à la même époque, chez ces individus sains, quantités d'images sont formées, nombre de souvenirs prennent naissance, sont ensuite évoqués, au gré de la volonté. Au contraire, chez l'alcoolique, la cellule lésée doit fournir son maximum d'effort pour garder des faits une image insidieuse, une ombre silencieuse. Nous allons d'ailleurs montrer ce qu'elle est alors capable de faire.

En somme, dans l'étude du mécanisme normal de la mémoire, nous avons trouvé :

Fixation des impressions, lente à s'établir ou prompte

à se faire, mais toujours consciente. De ces impressions, évocation passive ou active. Enfin troisièmement, fixation inconsciente, mais dont la réalité nous est connue par ses effets.

Etudions maintenant le mécanisme de la mémoire chez les alcooliques, chez notre malade en particulier.

III. — Qu'ils soient dus à l'alcoolisme ou qu'ils aient une tout autre origine, les troubles de la mémoire sont classés sous le terme d'*amnésie.*

Etymologiquement α, μνήσις signifie simplement perte de la faculté de se souvenir, et pour qui ne veut pas approfondir la question, l'expression est suffisamment claire. Mais comme on l'a vu, la mémoire s'exerce en plusieurs temps ; elle comprend une série de phénomènes : fixation, évocation, susceptibles de modifications diverses indépendantes, si bien que le mot amnésie, appliqué à l'ensemble, peut ne rendre, des troubles partiels, qu'un compte insuffisant.

Pour énoncer avec plus de précision ce mécanisme par lequel un individu devient, à partir d'un certain moment, incapable de retenir et de reproduire les sensations qu'il a perçues, M. Pierre Janet forge le mot *amnémosynie* qui indique la privation de α, μνήμοσυνή c'est-à-dire toute chose qui fait souvenir, monument, personne, ou, de façon plus générale et aussi exacte, toute trace de la sensation qui permettra sa reconstitution dans le cerveau.

Au mois d'août 1900, commence, chez notre malade, une série *d'attaques épileptiformes* avec délires, violences. A ces manifestations bruyantes, succède une période de calme et de gâtisme, avec perte complète de la mémoire. Il semble donc que le début soit brusque. Il n'en est rien cependant.

Dans l'amnésie consécutive à un traumatisme cérébral ou chez une hystérique, aussitôt après un choc moral, on observe cette perte subite de la mémoire. Mais chez l'alcoolique, le début est moins brusque, l'amnésie est précédée d'affaiblissement et d'obnubilation de la mémoire. C'est progressivement que s'éteint cette faculté psychique. Hormis qu'un accident, une attaque épileptiforme précipite, comme chez notre malade, l'évolution du phénomène, il est difficile de dire à quel moment l'alcoolique commence à perdre ses souvenirs.

En d'autres termes, l'amnésie ne peut être chez un alcoolique symptôme révélateur de grave intoxication. Elle évolue si lentement qu'elle est vite dépassée par les autres manifestations.

Nous nous proposons d'étudier cette amnésie à sa période d'état, lorsqu'elle occupe sur la scène clinique un rôle considérable.

La première constatation à faire est que notre malade devint, au mois d'août 1900, incapable de retenir tout fait, toute idée et que, de plus, il avait complètement oublié ses attaques.

L'amnésie, nettement caractérisée, commence donc à la première crise et se continue après la dernière. Si l'on évalue son étendue à un moment donné après la crise, on voit qu'elle embrasse toute la vie du sujet, de ce moment à la crise. Elle est antérieure par rapport à cette dernière, ce que Charcot, en 1892 (1), appelle *amnésie antérograde*.

Ailleurs, l'amnésie remonte au delà de l'attaque par rapport à laquelle elle recule alors dans la vie du sujet,

---

(1) Charcot. *Loc. cit.*

elle devient rétrograde. Et l'ensemble du phénomène amnésique est dit par Charcot : amnésie rétro-antérograde.

Jusqu'où recule cette amnésie ? Pas bien loin ; elle s'arrête à 15 jours, un mois, quelques mois avant l'accident : le point d'arrêt n'est généralement pas quelconque : un fait saillant dans la vie du sujet, un évènement auquel il aura pris part seul ou avec ses contemporains, le constituent : c'est un des points de repère qui, nous le savons, émergent toujours. La malade de Charcot est, le 30 août, à l'annonce de la mort de son mari, frappée d'amnésie, qui envahit les faits anciens, mais s'arrête au 14 juillet, fête nationale.

M. Pierre Janet (1) propose de remplacer le mot antérograde par celui de *continue*.

Le professeur Raymond justifie à nos yeux cette dénomination nouvelle, en comparant l'amnésie de l'alcoolisme aigu à celle de l'alcoolisme chronique. Dans l'amnésie de l'ivresse, les faits qui ont précédé l'accès comme ceux qui l'ont suivi sont perdus pour la mémoire. Mais de celle-ci l'impuissance dure fort peu de temps, quelques heures à peine. Au contraire dans l'amnésie de l'alcoolisme chronique, à partir de l'attaque, toutes les impressions perçues sont étouffées au fur et à mesure de leur apparition, cela pendant une période de la vie du malade. Dans le premier cas l'amnésie, bien encadrée, s'étend un peu en arrière et un peu en avant de la crise ; dans le second elle essaye de remonter dans la vie du malade, est arrêtée par un point de repère, mais se rattrape, s'il est permis

---

(1) P. Janet, *loc. cit.*

de s'exprimer ainsi, en détruisant continuellement tout ce qui naît à la conscience.

On prévoit que la réapparition de la mémoire dont la perte est due à l'imprégnation des cellules cérébrales se fera lentement, par l'élimination du poison. C'est, en effet, ce qui arrive le plus souvent et qu'on observe chez notre malade. L'amnésie, qui sournoisement s'installait dans ce cerveau empoisonné, devient maîtresse de la place par l'accumulation du toxique (cette même accumulation qui produit les attaques épileptiformes), y règne alors tout le temps que l'alcool maintient les cellules en état d'infériorité. Mais de ces cellules, la force native reconquise ensuite grâce à l'abstinence, fera rétrocéder lentement le phénomène jusqu'à sa disparition complète.

Tous les souvenirs reviennent-ils ? Simultanément ou dans quel ordre ?

Mais, d'abord, ont-ils tous disparu ? Pendant la période de son amnésie continue, l'alcoolique n'était-il capable de rien au point de vue mémoire ?

A côté des souvenirs anciens conservés, nous remarquons tout d'abord la persistance des habitudes du malade, surtout les plus vieilles, les plus invétérées. Le malade se livre à des occupations jadis familières. Il se sert d'expressions routinières, raconte les mêmes histoires avec les mêmes mots. Il utilise son acquit. Il lui est totalement impossible de parler des faits nouveaux, puisqu'il ne peut les conserver. L'amnésie des faits récents est la caractéristique de son état mental.

Nous demandons à L..., s'il souffre des jambes, il décrit alors ses douleurs. L'instant d'après : « N'aviez-vous pas dit que vous souffriez des jambes ? » Non.

Mme D..., la fameuse malade de Charcot, Souques, Pierre Janet, devait écrire, en faisant sa cuisine, sur un calepin : « J'ai mis de l'eau, j'ai mis du sel » ou encore : « pour aller du cabinet du médecin à la salle, aller tout » droit, rentrer à la première grille à gauche... »

« Les impressions physiques, d'après Korsakof, seraient oubliées : le malade, dit-il, pousse un cri quand on le pique, mais il affirme ensuite qu'il n'a rien senti et nie qu'on l'ait piqué. »

Notre malade décrivait ses douleurs, mais sa mémoire actuelle jouait, dans cet acte, un faible rôle, car les douleurs étaient présentes durant l'interrogatoire, et d'ailleurs il avait éprouvé les pareilles avant son amnésie complète et avait pu les analyser et les enregistrer.

« La mémoire des sentiments et des impressions inconscientes qui donnent au malade une idée de la qualité d'un homme ou d'une chose, se conserve généralement bien mieux que la mémoire du temps, du lieu et de la forme. » (Korsakof.)

Pour ce qui est de la mémoire des sentiments, les faits observés chez notre malade vont à l'encontre de l'affirmation de Korsakof.

Déjà avant son entrée au Suburbain, il rudoyait sa fille, la seule de ses enfants dont il eût quelque raison d'être fier. Il n'aimait plus sa femme, si dévouée cependant ; il ne la reconnaissait même pas.

A l'hôpital il menace les infirmiers, essaie même d'étrangler l'un d'entre eux. Et pourtant amputé d'un pied, agité, gâteux, il éprouvait certes, plus que tout autre malade, l'effet de leurs bons offices.

D'ailleurs, les sentiments affectueux ne sont pas encore reparus chez lui à l'heure actuelle : il n'a pas un mot aimable ou d'excuse pour sa femme, qui, après l'avoir soigné dix ans, le voyant hospitalisé pour toujours, voudrait reprendre son indépendance sociale.

La mémoire du temps était chez L... complètement perdue. Les renseignements qu'il fournissait sur l'âge de ses enfants étaient embrouillés et faux. Il disait bien que son dernier né était âgé de 14 mois, mais il lui était impossible de remonter et de localiser dans le temps la date de cette naissance. De même pour ses antécédents personnels, il a fallu compléter, refaire presque son histoire.

Cependant le malade nous a fourni lui-même sur l'état du dernier enfant, relativement à la forme, des renseignements précis, disant ses jambes grêles, son ventre gros, sa tête volumineuse.

Voilà donc étudié, dans ses limites d'abord, dans son étendue ensuite, le domaine de l'amnésie.

Il faut considérer chez l'alcoolique guéri de son amnésie, deux ordres de phénomènes :

1° L'apparition à la conscience d'images fixées pendant la maladie et qu'on pensait à tout jamais perdues ;

2° La facilité croissante avec laquelle se forment maintenant les souvenirs.

On interprètera aussi aisément les premiers que les seconds, en se reportant à la description du mécanisme de la mémoire chez l'individu sain.

Les centres récupérant progressivement leur intégrité, fixeront de mieux en mieux les images.

Celles-ci s'évoqueront de plus en plus aisément, réapparaissant à la conscience, sous forme de souvenirs, qui seront ainsi de plus en plus nombreux.

Successivement renaissent la mémoire des sentiments, puis celle des idées et des faits. Cette renaissance atteint plus ou moins lentement le degré de perfection antérieur à la maladie, mais elle y arrive toujours. On conçoit d'ailleurs que ce retour à l'état normal se fasse plus ou moins vite, suivant que l'imprégnation des cellules aura été plus ou moins profonde.

L'apparition à la conscience d'images, ou plutôt d'impressions fixées inconsciemment pendant la période amnésique, se fera pour la première fois, dit Korsakof, accidentellement : Une sensation nouvelle en rapport avec quelque image antérieure conservée, vient déclancher tout le jeu de cellules qui la première fois vibrèrent pour cette image. Celle-ci se constitue à nouveau : la formation en est plus nette, car les centres psychiques fonctionnent bien mieux ; aussi se produit-il un état de conscience, très défini et qui se joint aux précédents états. De ce moment ce souvenir relié diversement dans le cerveau sera facilement évoqué au gré de la volonté.

Ainsi un peu chaque jour au caprice des circonstances, le malade se rappellera toutes ces choses qui pendant sa maladie l'impressionnèrent. Cependant de ces souvenirs, la localisation dans le temps se fera d'abord très mal. Les images réapparaîtront isolément, une à une, sans aucun rapport entre elles. Or la projection en arrière, qui a pour point de départ le moment présent, se fait grâce à la chaîne des souvenirs intermédiaires : ceux-ci sont localisés en remontant, et pour que le malade assigne sa place à chacun de ces faits rappelés fortuitement, il faut que la totalité des images soit réapparue. Aussi Charcot et Souques nous disent que la première année est employée par le malade à retrouver ses souvenirs, la seconde à les classer.

Chez L..., notre malade, la marche a été un peu plus rapide. Déjà, en 1902, il se rappelait assez bien. Maintenant, il est normal ou presque. En effet, et nous insistons sur ce trait original de notre observation, la disparition des sentiments affectifs, — rare d'après Korsakof — a été si complète chez L..., que ces sentiments paraissent définitivement éteints chez lui. Il est indifférent : sa femme ! qu'elle aille au diable. Ses enfants, il les verrait avec plaisir, peut-être parce qu'on ne les lui amène pas, mais il ne les réclame jamais. Les infirmiers qui faillirent devenir ses victimes : pas un mot de regret. Il est calme, lit, écrit, mais ne s'intéresse à rien des alentours de son lit.

L'affaiblissement intellectuel fut chez L... très prononcé : il s'accompagna de l'amnésie — dont nous avons fait une longue étude — et d'hallucinations, idées délirantes, cauchemars.

Tous ces phénomènes complètent le tableau psychose polynévritique si bien tracé par Korsakof.

Revenons, pour en esquisser l'étude, à notre malade.

Comme apparaissaient chez lui les premiers symptômes de névrite, on put constater une modification de son humeur. Il devint capricieux, plus irritable, plus violent que jamais. Puis, les troubles moteurs et les troubles sensitifs croissant, en partie sous l'influence des douleurs, grâce surtout à l'action des produits solubles de l'alcool sur le cerveau, notre homme devint inquiet, agité, réalisant très classiquement la faiblesse irritable de l'alcoolique :

« Les journées (1) sont encore assez bonnes et assez calmes, pourvu qu'on ne le contrarie pas ; mais quand vient le soir, puis la nuit, le malade prend peur et ne veut pas rester seul. Pendant la nuit, il pousse des cris plaintifs nullement en rapport avec les douleurs des membres, et il est en proie à des hallucinations. »

---

(1) Raymond, *loc. cit.*

L.... a eu semblablement des hallucinations et des manifestations délirantes. La zoopsie, surtout fréquente chez les alcooliques, existe à un haut degré chez lui. Des animaux l'effrayent et veulent se jeter sur lui.

Une nuit, se croyant entouré de flammes, il s'éveille criant : au feu!

En même temps, L... présente une agitation motrice très vive.

Pendant son séjour au Suburbain, il se lève la nuit, rôde dans les salles, menant du bruit.

Redoutable pour les siens avant son hospitalisation, il devient alors dangereux et l'on sait comment, après avoir giflé un infirmier, il essaie de l'étrangler.

Plus rarement, disent les classiques, le malade est apathique et indolent : il devient gâteux. Ce fait s'est produit pour notre alcoolique; après ce mois d'août 1900, aux attaques successives, subintrantes, il reste calme, idiot, abruti.

A ce moment l'agitation disparue, on peut constater avec l'amnésie, l'atteinte profonde qu'a subie l'intelligence du malade. Cette diminution de l'intelligence trahit l'imprégnation cérébrale mieux encore que ne l'ont fait l'agitation et l'inquiétude. Car ces deux symptômes décèlent l'impuissance des cellules à régler leur effort réactionnel : elles nous les montrent, ces cellules, soumises à la plus légère excitation périphérique, affolées par toutes les sensations, qui se forment constamment en elles. Puis l'affaiblissement intellectuel : défaut d'attention et confusion mentale, nous font aisément conclure que ce cerveau est devenu tout à fait incapable d'efforts longs et coordonnés.

Le malade ne peut répondre d'une façon claire et précise. Difficile à fixer quelques secondes, il nous échappe, passant rapidement de l'idée première à une autre très différente.

En même temps ses jugements sont faux, il attribue aux choses plus d'importance qu'elles ne méritent. Rappelons que L...., en 1900, faisait sans hésitation, pour être guéri d'un durillon, sacrifice d'un pied et même des deux ; or, d'ordinaire les malades ne consentent pas ainsi, de gaîté de cœur, à une telle mutilation.

Pour constituer un jugement qui se tienne, le malade ne peut retrouver les images nécessaires, ni les associations d'idées qu'il combina à l'aide de ces mêmes images et qui, ainsi élaborées, formèrent des jugements, retenus ensuite par la mémoire. Il s'est fait dans son cerveau un tel remue-ménage que plus rien n'est à sa place : c'est la confusion mentale. Il ne peut donc se servir de son acquit pour l'augmenter en y ajoutant le nouveau. Il peut tout au plus reproduire des morceaux du passé, racontant les mêmes histoires, se livrant aux vieilles habitudes.

Pour le professeur Raymond, cette confusion mentale se retrouverait à l'origine de l'amnésie. Si les idées antérieures, les associations d'idées ne peuvent être rassemblées proprement pour un nouveau jugement, les images conservées ne peuvent s'évoquer en leur entier, c'est-à-dire harmonieusement et au moment voulu.

Et alors, d'un côté, l'on obtient des jugements bizarres que le défaut d'harmonie dans la synthèse mentale doit nécessairement amener. De l'autre, on retrouve des prétendus souvenirs des visions fantastiques, inventés de toute pièce par le malade, qui les a formés à l'aide de parcelles d'images empruntés un peu partout dans son cerveau : la tête d'un lion s'évoque de concert avec le corps d'un chien et la queue d'un serpent, non point à leur place, chacun dans son groupement respectif : corps entier du lion, du serpent, du chien, mais en une nouvelle image monstrueuse. L'année dernière, au 14 juillet, il gela, car, ce jour-là, il visita une de ses parentes; (comme il l'avait fait au 1er janvier, alors qu'effectivement la température était très basse). Voilà un exemple de faux souvenir.

Quand une impression nouvelle essaye, en effet, d'évoquer des impressions antérieures conservées, non seulement les vibrations de cette impression nouvelle ne se transmettent pas, ce qui produit l'amnésie, mais, de plus, elles peuvent s'égarer dans le cerveau, de tous côtés, créer des images bizarres, associer plusieurs éléments de souvenirs différents, produire de faux souvenirs. C'est la confusion mentale, imputable à l'altération des centres psychiques, centres de projection et surtout centres d'association qui produit ce double phénomène.

En résumé, amnésie rétrograde et continue, hallucinations et idées délirantes, affaiblissement intellectuel, tels sont les traits essentiels du syndrome psychique offert par notre malade. C'est la psychose polynévritique de Korsakof.

En effet, l'absence d'attaques périodiques (1), le retour à la normale très lent et très progressif après l'unique série d'attaques observée ici, nous éloignent du *syndrome épileptique*.

De par l'histoire du malade, nous éliminons les *psychoses infectieuses*.

La *paralysie générale progressive* a déjà été discutée.

---

(1) Voir au sujet du diagnostic : Weygandt-Roubinowitch. Atlas manuel de psychiatrie, 1904, p. 557.

La *démence précoce :* on en décrit trois formes : la forme héboïdophrénique ou maniaque atteignant surtout le sentiment et la volonté ; la forme hébéphrénique ou folie de la puberté ; la forme catatonique : psychomotrice (négativisme). Enfin, la dernière forme : paranoïde ou délirante, pourrait nous intéresser, mais il s'agit alors de délires systématisés.

De même sous le nom de *paranoia* ou *délires systématisés,* on décrit un système délirant fermé, se développant progressivement, sans amélioration.

C'est donc exclusivement une psychose alcoolique qu'a réalisée notre malade.

Sous l'influence de l'usage de l'alcool, on peut voir se développer deux espèces de psychoses :

L'une banale, rappelant la manie, ou la mélancolie, ou le délire de la persécution, etc. Ce n'est pas le cas : notre psychose ne rappelle guère que la paralysie générale progressive que nous avons éliminée.

Les autres psychoses alcooliques à caractères spéciaux, constituent la *psychose alcoolique essentielle* ou *spécifique;* elles comprennent le *delirium tremens,* l'*alcoolisme cérébral subaigu* et *l'alcoolisme chronique.*

Avant de conclure définitivement pour notre cas, à la dernière espèce nommée, disons qu'il existe à côté de la psychose alcoolique chronique hallucinatoire, une psychose alcoolique chronique *paranoïde,* caractérisée par l'absence d'hallucinations, un affaiblissement peu marqué de la mémoire et de l'intelligence, et par la présence à peu près constante d'un délire systématisé : le délire de la jalousie.

L'alcoolisme chronique, plus que les autres formes de cette intoxication, s'accompagne de troubles physiques nombreux et marqués. Les viscères : cœur, rein, foie, (dégénérescence graisseuse) sont atteints. Les vaisseaux, le sont plus souvent encore, et souvent aussi les nerfs. Dans ce dernier cas, l'on a discuté les rapports entre le syndrome polynévritique et le syndrome psychose. Quelques auteurs (Charcot, Régis, Babinski) croient à l'indépendance des lésions périphériques et des lésions centrales; d'autres (Korsakof, Ballet et Faure) croient à des rapports étroits entre ces deux ordres de phénomènes. Provisoirement peut-être, mais en tous cas par la presque totalité des classiques, le syndrome reste désigné sous le nom de *psychose polynévritique*.

II

CONCLUSIONS

Devons-nous maintenant conclure, et, sur une seule observation, le pouvons-nous ! Il nous est en tout cas permis d'affirmer que :

1° La polynévrite alcoolique peut, chez un même sujet, réaliser toutes les formes qu'on trouve souvent isolées, ou bien groupées avec moins de simultanéité.

2° La polynévrite alcoolique peut rétrocéder à peu près entièrement, les troubles trophiques sont parfois d'une très grande ténacité.

3° Une fois de plus on a observé indubitablement le tableau pychose polynévritique, décrit par Korsakof.

4° Mais, d'après ce tableau, la mémoire des sentiments affectifs peut, ce qui nous étonne, disparaître a jamais.

MONTPELLIER. — IMP.-LITH. G. FI N MONTANE ET SICARDI. — 3-1036.

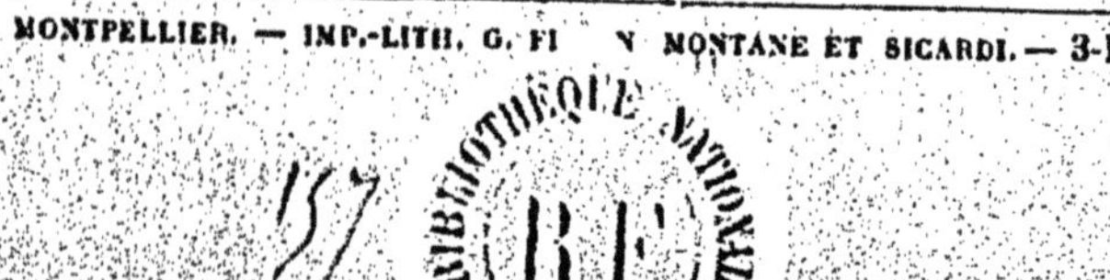

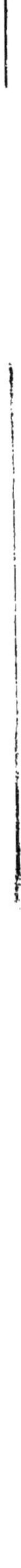

www.ingramcontent.com/pod-product-compliance
Ingram Content Group UK Ltd.
Pitfield, Milton Keynes, MK11 3LW, UK
UKHW020213200726
13856UKWH00004B/1356

9 782011 257031